孙德仁
小儿推拿大图册

肺肾同治，少感冒、长得高

中华中医药学会少儿推拿传承发展共同体主席
河东少儿推拿流派传承人　孙德仁　主编

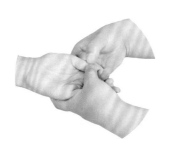 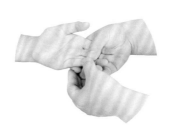 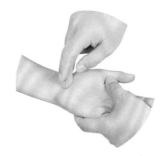

全国百佳图书出版单位
化学工业出版社
·北 京·

编写人员名单

孙德仁　王秋生　米　新　张莎莎　张淑贤　张鹏飞
杨晓红　杨　锐　陈博睿　梁晓阳　鲁妍禛　魏　萌

图书在版编目（CIP）数据

孙德仁小儿推拿大图册 . 肺肾同治，少感冒、长得高 /
孙德仁主编 . —北京：化学工业出版社，2020.7（2025.6重印）
ISBN 978-7-122-36645-0

Ⅰ.①孙…　Ⅱ.①孙…　Ⅲ.①中医儿科学-补肺-推拿-
图集②中医儿科学-补肾-推拿-图集　Ⅳ.① R244.15-64

中国版本图书馆 CIP 数据核字（2020）第 080913 号

责任编辑：张　琼　高　霞　杨骏翼　　　　装帧设计：悦然文化
责任校对：张雨彤

出版发行：化学工业出版社（北京市东城区青年湖南街 13 号　邮政编码 100011）
印　装：北京宝隆世纪印刷有限公司
787 mm×1092 mm　1/16　印张 3　字数 50 千字
2025 年 6 月北京第 1 版第 9 次印刷

购书咨询：010-64518888　　　　　　　　售后服务：010-64518899
网　　址：http://www.cip.com.cn
凡购买本书，如有缺损质量问题，本社销售中心负责调换。

定　　价：19.80元

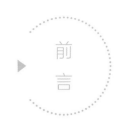
在孩子从小到大的成长过程中，总有不少的问题困扰着家长们：孩子动不动就感冒，每逢季节变化就容易发热，咳嗽起来就没完没了，扁桃体发炎疼得孩子难以忍受，为自己的孩子没有同龄孩子个子高而发愁……

作为河东少儿推拿流派的传承人，我数十年如一日在儿推领域深耕，见证了推拿对于小儿保健和常见问题调理的显著优势。孩子的许多问题，如果同时调理身体的两个重要脏器肺和肾，就能迎刃而解。因为肺和肾是一对母子，它们之间相互滋养、金水相生。肺是身体的宰相，主一身之气；肾是先天之本，是人体生命力的源泉。肺和肾密切合作，孩子的呼吸功能才能正常；肺和肾携手共济，才能完成孩子身体内的水液代谢。

在多年的研究和临床实践中，我认为"肺肾同治"对于小儿常见问题调理，主要有以下优点：

第一，对于经常感冒的孩子，能给身体补充正气、增强免疫力。

第二，对于咳嗽起来就迁延难愈的孩子，能够固本培基，去病除根。

第三，对于总是尿床的孩子，能够补足元气，通调身体的"水道"，让孩子不再"画地图"。

第四，对于个头矮小的孩子，可以促进生长发育，让孩子长得高大又聪明。

基于"肺肾同治"对于孩子健康的重要性，我将多年来的实践经验玉成此书。在书中，针对孩子的常见病，给出有效的推拿方法；针对孩子的日常保养，给出科学合理的推拿方案。推拿方法简单、手法轻柔，相信家长们一定能学得会，孩子也乐于配合接受。

另外，还需要温馨提示各位家长：小儿推拿在孩子日常养护、防治疾病方面发挥了很重要的作用，但是如果孩子出现了急症，就应该马上到医院，并遵从医嘱治疗，同时可将药物治疗与推拿调理结合运用，从而更能增强疗效，加速治愈。

最后，衷心祝愿孩子们在小儿推拿的佑护下，在家长们的照拂下，能够健康快乐、无忧无虑地长大！

孙德仁

庚子年初春

目
录
CONTENTS

▶ **小儿常见问题对症推拿调理**

▶ **小儿养肺肾强身推拿**　39

小儿常见问题
对症推拿调理

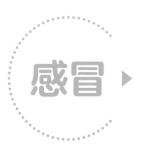

感冒流清鼻涕

用推拿的方法调理孩子感冒，要分清风寒感冒和风热感冒。风寒感冒有一个很大的特点，就是孩子怕冷，发热而且无汗，四肢关节酸痛，鼻塞，流清涕，咳痰清稀。推拿调理风寒感冒，以疏风散寒为主。

扫一扫，看视频

推拿治疗方法	开天门 30~50 次	分推坎宫 24 次	运太阳 50~100 次	揉迎香 30 次

特效推拿方

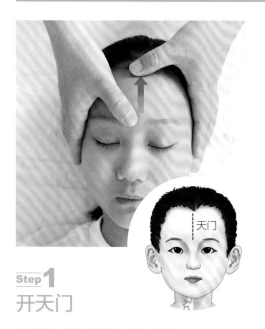

Step 1
开天门

[原理] 祛风散寒，治感冒。

[取穴] 两眉中间（印堂）至前发际正中的一条直线。

[操作] 用两拇指指腹①自下而上交替直推天门 30~50 次。

[频率] 1 分钟内完成。

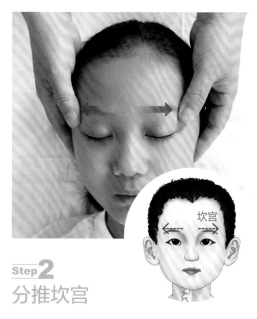

Step 2
分推坎宫

[原理] 发汗解表，调理感冒。

[取穴] 从眉心向眉梢成一直线。

[操作] 用两拇指指腹自眉头向眉梢分推坎宫 24 次。

[频率] 1 分钟内完成。

---

① 指端操作通常针对小儿身体一些面积较小的穴位或部位，指腹操作通常针对小儿身体一些面积较大的穴位或部位。

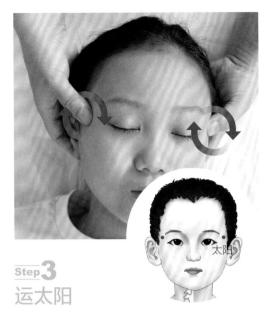

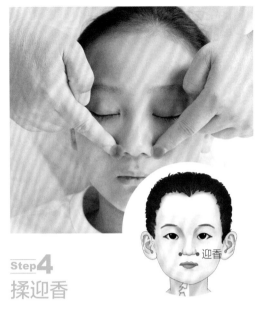

Step3
运太阳

[原理] 疏风散寒，治感冒。

[取穴] 眉梢和外眼角连线中点后的凹陷处。

[操作] 用拇指指端向耳方向运太阳 50~100 次。

[频率] 每分钟 50 下，1~2 分钟内完成。

Step4
揉迎香

[原理] 缓解风寒感冒引起的鼻塞。

[取穴] 鼻翼外缘，鼻唇沟凹陷处。

[操作] 用两手食指指端分别按揉两侧迎香穴，揉 30 次。

[频率] 1 分钟内完成。

上述四个穴位需要联合起来推拿，建议每天早晚各推拿 1 遍，手法要轻柔，连续推 3~5 天就能见效。如果在推拿 5 天后，症状没有好转，就需要到医院就医。

孩子得了风寒感冒，哪个时间做推拿调理效果好？

调理孩子风寒感冒，最好在阳气偏盛的时候推拿，一般在上午 10~11 点比较好。因为风寒需要靠阳气来温煦，这个时间段人体的阳气是较充沛的。通过推拿振奋阳气，促使寒气排出体外，病就好得快。

特效食疗方

葱白粳米粥：调理风寒感冒

粳米 100 克煮粥，至将熟；将 20 克葱白放在粥中一起煮开；再放入生姜片煮 10 分钟即可。最好在空腹时趁热食用，一碗粥可分 2~3 次喂孩子。

Tips ▶ 将生姜、蒲公英各 60 克洗净，放进锅中，加适量水煎汤，汤温时泡脚。每次泡 30 分钟，每日 2~3 次，连续泡 3 天，可以缓解孩子风寒感冒。

感冒流黄鼻涕

风热感冒的特点就是孩子发热且不怕冷，微微有汗，并伴有头痛、鼻塞、流黄涕，推拿调理以宣肺清热为主。

扫一扫，看视频

| 推拿治疗方法 | 清肺经 100 次 ➡ | 退六腑 10 次 ➡ | 清天河水 30~60 次 ➡ | 揉小天心 100 次 |

特效推拿方

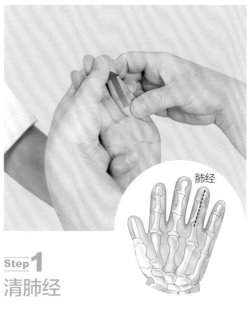

Step 1
清肺经

[原理] 清泻肺热，治风热感冒。

[取穴] 无名指掌面指尖到指根成一直线。

[操作] 用拇指指腹从孩子无名指指根向指尖方向直推肺经 100 次。

[频率] 1 分钟内完成。

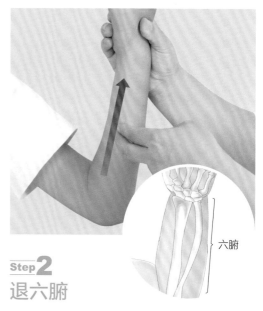

Step 2
退六腑

[原理] 清肺热，止咳嗽。

[取穴] 前臂尺侧（以手掌为例，靠小指一侧称为尺侧），肘横纹至腕横纹成一直线。

[操作] 用食、中二指指腹沿着孩子的前臂尺侧，从肘横纹处推向腕横纹处，操作 10 次。

[频率] 1 分钟内完成。

Tips ▶ 感冒期间，要给孩子吃清淡、容易消化的半流食，如稀粥、蛋花汤、面条等，不宜吃油腻食物，要多喝水、多吃新鲜蔬果。

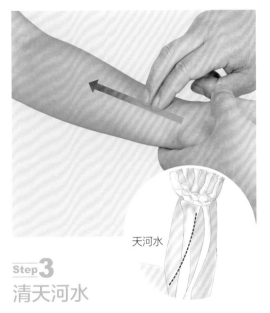

天河水

Step3
清天河水

[原理] 清热解表，缓解风热感冒。

[取穴] 前臂掌侧正中，总筋至曲泽（腕横纹至肘横纹）成一直线。

[操作] 用食、中二指指腹自孩子手腕向肘直推天河水 30~60 次。

[频率] 1 分钟内完成。

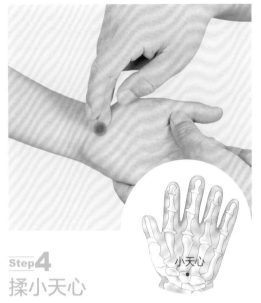

小天心

Step4
揉小天心

[原理] 清热解表，治感冒。

[取穴] 手掌大小鱼际交界凹陷处。

[操作] 用中指指端揉小天心 100 次。

[频率] 1 分钟内完成。

上述四个穴位需要联合起来推拿，建议每天早晚各推拿 1 遍，手法要轻柔，连续推 3~5 天就能见效。如果在推拿 5 天后，症状没有好转，就需要到医院就医。

孩子感冒了，多喝水多排毒，自然就会好吗？

感冒了多喝点水，最适用的是风热感冒，但喝水是治不好感冒的。如果孩子得了风寒感冒，加上湿气很重，就会出现风寒夹湿的症状，这个时候如果一个劲儿地补水，反而会影响脾胃功能，还会加重心脏和肾脏的负担。所以，盲目补水是不科学的。

特效食疗方

金银花薄荷饮：清热凉血

先将15克金银花加水500毫升，煮15分钟；再加入10克薄荷煮4分钟；滤出后加适量白糖。适合风热感冒的孩子服用，早饭后半小时温服。

感冒伴随发热

发热是感冒表现出的症状之一，外感风寒和外感风热都会引起发热。调理孩子外感风寒引起的发热、无汗，以祛风散寒为主；调理孩子外感风热引起的发热、汗出，以祛风散热为主。

| 推拿
治疗方法 | 清肺经
100 次 | ➡ | 清天河水
100 次 | ➡ | 掐揉二扇门
5 次 | ➡ | 拿风池
3~5 次 |

特效推拿方

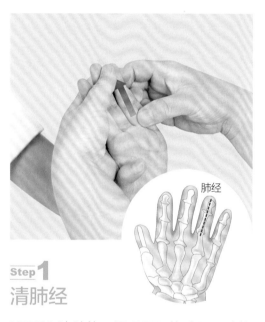

Step 1
清肺经

[原理] 清肺热，调理因风热感冒导致的发热。

[取穴] 无名指掌面指尖到指根成一直线。

[操作] 用拇指指腹从孩子无名指指根向指尖方向直推肺经 100 次。

[频率] 1 分钟内完成。

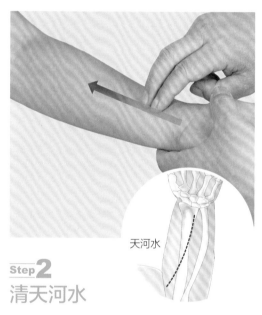

Step 2
清天河水

[原理] 清热解表，主治孩子感冒发热。

[取穴] 前臂掌侧正中，总筋至曲泽（腕横纹至肘横纹）成一直线。

[操作] 用食、中二指指腹自孩子手腕向肘直推天河水 100 次。

[频率] 1 分钟内完成。

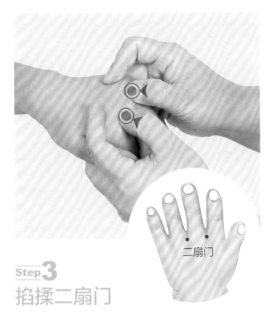

二扇门

Step 3
掐揉二扇门

[原理] 发汗、退热。

[取穴] 掌背中指根本节两侧凹陷处。食、中二指交界处为一扇门，中指与无名指交界处为二扇门。

[操作] 用两手拇指指端掐揉二扇门 5 次。

[频率] 1 分钟内完成。

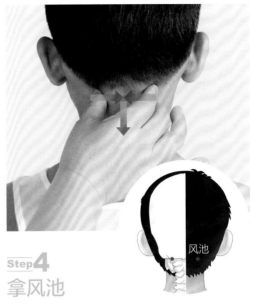

风池

Step 4
拿风池

[原理] 发汗解表，主治孩子感冒发热。

[取穴] 乳突后方，项后枕骨下大筋外侧凹陷中。

[操作] 用拇、食二指指腹相对用力拿捏孩子两侧风池穴 3~5 次。

[频率] 1 分钟内完成。

上述四个穴位需要联合起来推拿，建议每天早晚各推拿 1 遍，手法要轻柔，连续推 3~5 天就能见效。如果在推拿 5 天后，症状没有好转，就需要到医院就医。

孩子发热时，哪些食物需要忌口？

孩子发热不能吃生冷食物，如西瓜、香蕉、柚子等凉性水果，以及冰棍、冷饮等，都不要吃。

Tips ▶ 发热时一定要及时补充水分，以免孩子脱水。高热不退或温度过高时一定要去医院诊治，推拿只是一种辅助治疗手段。

风寒发热

感冒发热伴随有清鼻涕、清稀痰、淡红舌、不出汗等症状。推拿调理以祛风散寒为主。

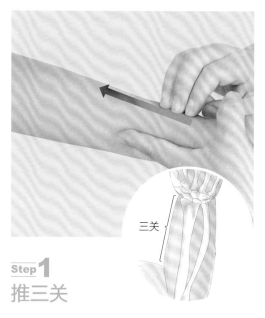

三关

Step 1
推三关

[原理] 温阳散寒，发汗退热。

[取穴] 前臂桡侧（以手掌为例，靠拇指一侧称为桡侧），腕横纹至肘横纹成一直线。

[操作] 用食、中、无名指三指指腹自孩子腕部推向肘部 100 次。

[频率] 1分钟内完成。

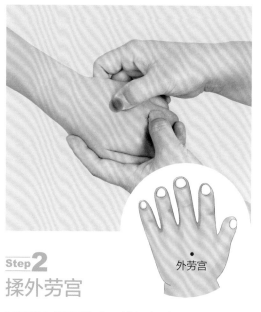

外劳宫

Step 2
揉外劳宫

[原理] 温阳散寒，发汗解表。

[取穴] 手背第 3、4 掌骨间。

[操作] 用拇指指端按揉孩子外劳宫 50 次。

[频率] 1分钟内完成。

给发热的孩子降温，有什么简单方法？

将孩子衣物解开，用温水擦拭全身，重点擦拭颈部、腋下、肘部、腹股沟处等皮肤皱褶的地方。每次擦拭 10 分钟以上。还可以直接给孩子洗温水澡。

风热发热

感冒发热伴随有黄鼻涕、黄黏痰、红肿痛（舌头、咽喉、扁桃体、淋巴结），微有汗。推拿调理以祛风散热为主。

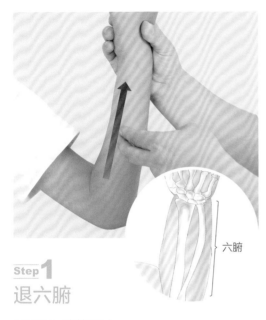

六腑

Step **1**
退六腑

[原理] 清热泻火。

[取穴] 前臂尺侧（以手掌为例，靠小指一侧称为尺侧），肘横纹至腕横纹成一直线。

[操作] 用食、中二指指腹沿着孩子的前臂尺侧，从肘横纹处推向腕横纹处，操作10次。

[频率] 1分钟内完成。

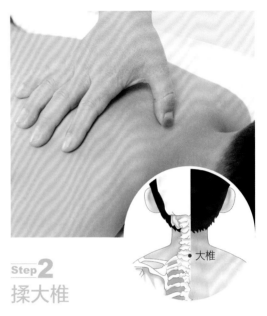

大椎

Step **2**
揉大椎

[原理] 清热解表。

[取穴] 后背正中线上，第7颈椎棘突与第1胸椎棘突之间。

[操作] 用拇指指腹揉大椎穴100次。

[频率] 1分钟完成。

孩子发热后出了疹子怎么办？

如果孩子发热后出了疹子，可以给孩子喝金银花露来解表退热。金银花露各大药店都有销售，有淡淡的甜味，很好喝，可以买来遵照医嘱或按照说明书服用。但是，家长千万不要认为，既然金银花露好，就把它当饮料给孩子喝。这是不行的，只要喝上两天，把热毒排出来就可以了。

感冒伴随咳嗽

感冒是儿科发病率最高的疾病，咳嗽则通常是上呼吸道感染持续时间比较长的症状。有些孩子，可能一开始生病是因为感冒，时间长了，最初头痛、发热、流鼻涕的症状消失了，就剩下咳嗽，久治不愈。推拿调理以润肺健脾、化痰止咳为主。

推拿治疗方法	清肺经 100 次	➡	补脾经 100 次	➡	按揉肺俞 100 次	➡	按揉丰隆 50 次

特效推拿方

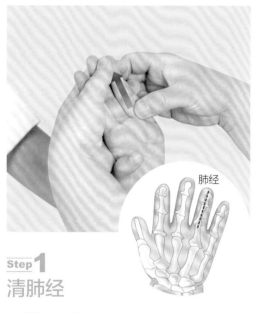

Step 1
清肺经

[原理] 宣肺清热，化痰止咳。

[取穴] 无名指掌面指尖到指根成一直线。

[操作] 用拇指指腹从孩子无名指指根向指尖方向直推肺经 100 次。

[频率] 1 分钟内完成。

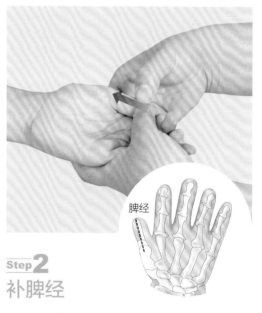

Step 2
补脾经

[原理] 健脾益肺，止咳嗽。

[取穴] 拇指桡侧缘指尖到指根成一直线。

[操作] 用拇指指腹从孩子拇指尖向指根方向直推脾经 100 次。

[频率] 1 分钟内完成。

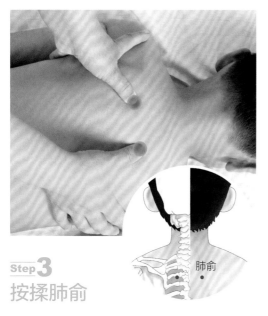

Step3
按揉肺俞

[原理] 补肺气，止咳。

[取穴] 背部，第3胸椎棘突下，旁开1.5寸。

[操作] 用两手拇指指端按揉双侧肺俞穴100次。

[频率] 2分钟内完成。

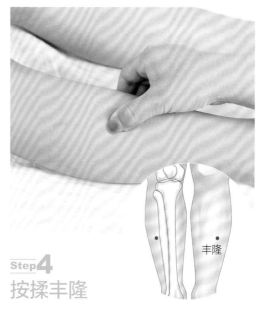

Step4
按揉丰隆

[原理] 化痰除湿，治疗咳嗽痰多。

[取穴] 外踝上8寸，胫骨前缘外侧两横指。

[操作] 用拇指指端按揉丰隆穴50次。

[频率] 1分钟内完成。

上述四个穴位需要联合起来推拿，建议每天早晚各推拿1遍，手法要轻柔，连续推3～5天就能见效。如果在推拿5天后，症状没有好转，就需要到医院就医。

孩子久咳不止，怎样推拿护理？

中医认为，久咳伤肾。如果孩子感冒并伴有长时间咳嗽，在推拿上述穴位的同时，需要给孩子加推肾俞穴。

按揉肾俞穴

[原理] 培补肾气，利于止咳。

[取穴] 位于腰部，第2腰椎棘突下，旁开1.5寸处。

[操作] 用两手拇指指腹按揉两侧肾俞穴100次。

[频率] 每分钟按揉50次，2分钟内完成。

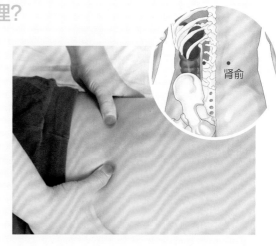

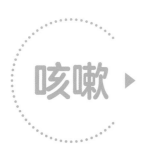

咳嗽 ▶

咳嗽痰多

外感风热的孩子，咳嗽时一般痰比较多，而且痰黄、黏稠。于是，父母经常会遇到一个很头疼的问题，就是孩子痰多咳不出。这时候学会一些简单易行的推拿方法，就会起到很好的效果。

| 推拿治疗方法 | 清肺经 100 次 ▶ | 顺运内八卦 240 次 ▶ | 按揉天突 30 次 ▶ | 推膻中 100 次 |

特效推拿方

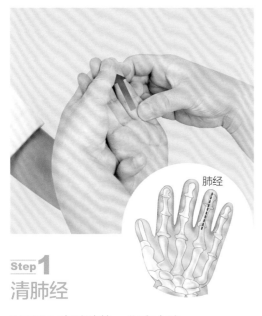

肺经

Step 1
清肺经

[原理] 宣肺清热，化痰止咳。

[取穴] 无名指掌面指尖到指根成一直线。

[操作] 用拇指指腹从孩子无名指指根向指尖方向直推肺经 100 次。

[频率] 1 分钟内完成。

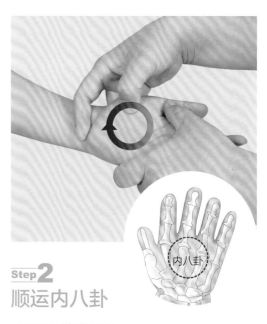

内八卦

Step 2
顺运内八卦

[原理] 健脾化痰。

[取穴] 手掌面，以掌心为圆心，以圆心至中指指根横纹内 2/3 和外 1/3 交界点为半径画一圆，内八卦即在此圆上。

[操作] 用拇指指腹着力，沿出虎口方向运内八卦 240 次。

[频率] 每分钟运 80 次左右，3 分钟内完成。

孙德仁小儿推拿大图册：肺肾同治，少感冒长得高

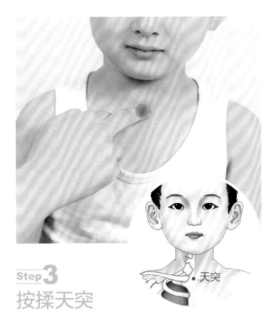

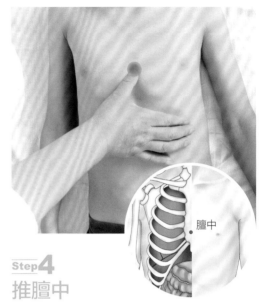

Step 3
按揉天突

[原理] 利咽宣肺，定喘止咳。

[取穴] 胸骨上窝正中。

[操作] 用中指指端按揉天突穴 30 次。

[频率] 1 分钟内完成。

Step 4
推膻中

[原理] 理气宽胸，止咳化痰。

[取穴] 两乳头连线的中点。

[操作] 用拇指桡侧缘自天突向下直推至膻中 100 次。

[频率] 2 分钟内完成。

　　上述四个穴位需要联合起来推拿，建议每天早晚各推拿 1 遍，手法要轻柔，连续推 3~5 天就能见效。如果在推拿 5 天后，症状没有好转，就需要到医院就医。

孩子痰多咳不出，加推止咳穴

　　止咳穴是河东少儿推拿流派的特色穴位，对于咳嗽痰多有很好的效果。

推揉止咳穴

[原理] 镇咳化痰。

[取穴] 位于足背，足大趾跖骨外侧，行间穴[1]与太冲穴[2]成一带状区。

[操作] 用拇指或食指推揉止咳穴 300 次。

[频率] 每分钟推 100 次左右，3 分钟内完成。

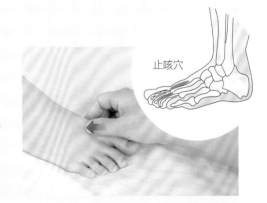

---

① 行间穴：在足背，第一、第二趾间，趾蹼缘后方赤白肉际处。

② 太冲穴：位于足背侧，第一、第二跖骨结合部前凹陷处。

咳嗽无痰

有些孩子刚开始有点咳嗽，家长不够重视，没有及时给孩子用药，或者吃的药不对症，让孩子咳嗽拖了好久都没好，最后就拖成了阴虚咳嗽。阴虚咳嗽治疗起来较麻烦，病程往往拖得很长。到了阴虚咳嗽阶段，孩子体内的阴津已经被久咳耗损了不少，这时的咳嗽几乎是没有痰的，舌苔也只有薄薄的一层，甚至无苔。如果孩子干咳无痰、面色潮红，说明只是轻度的阴虚；如果出现了干咳咯血、口干舌燥、声音嘶哑等症状，则是到了重度阴虚的地步。这时候，滋阴是关键。

推拿 治疗方法	清天河水 100 次	➡	揉肺俞 50 次	➡	按揉三阴交 100 次	➡	推揉止咳穴 100 次

特效推拿方

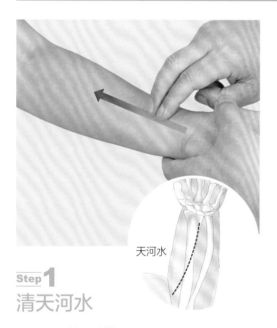

天河水

Step 1
清天河水

[原理] 滋阴清热，缓解咳嗽。

[取穴] 前臂掌侧正中，总筋至曲泽（腕横纹至肘横纹）成一直线。

[操作] 用食、中二指指腹自腕向肘直推天河水 100 次。

[频率] 1 分钟内完成。

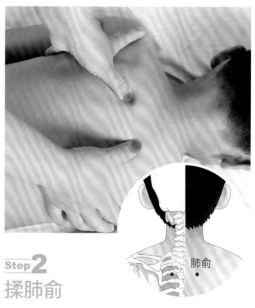

肺俞

Step 2
揉肺俞

[原理] 补肺益气，止咳喘。

[取穴] 背部，第 3 胸椎棘突下，旁开1.5 寸。

[操作] 用两手拇指指端按揉双侧肺俞穴50 次。

[频率] 1 分钟内完成。

孙德仁小儿推拿大图册：肺肾同治，少感冒长得高

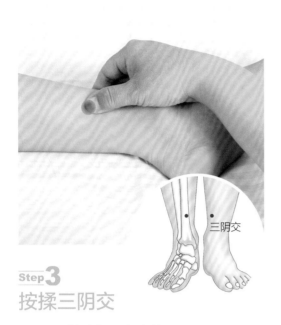

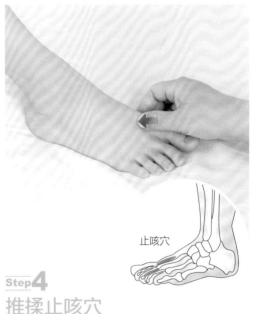

三阴交

止咳穴

Step3
按揉三阴交

[原理] 健脾肾，止咳嗽。

[取穴] 位于小腿内侧内踝尖上 3 寸，胫骨内侧面后缘。

[操作] 用拇指指端按揉三阴交穴 100 次。

[频率] 1 分钟内完成。

Step4
推揉止咳穴

[原理] 专治咳嗽。

[取穴] 位于足背，足大趾跖骨外侧，行间穴与太冲穴成一带状区。

[操作] 用拇指指端推揉止咳穴 100 次。

[频率] 1 分钟内完成。

　　上述四个穴位需要联合起来推拿，建议每天早晚各推拿 1 遍，手法要轻柔，连续推 3~7 天就能见效。如果在推拿 7 天后，症状没有好转，就需要到医院就医。

孩子咳嗽，需要立即吃止咳药吗？

　　孩子的呼吸系统还没有发育完全，没有办法像成人那样将痰液有效咳出。如果一听到孩子咳嗽就给孩子吃止咳药，使咳嗽被抑制住，痰液就更难排出了，最后的结果是堵塞呼吸道，不但使病情加重，还会导致肺部感染。其实孩子和大人一样，偶尔咳两声没什么事。除非咳嗽过于频繁，或者咳嗽时嗓子里有痰，才需要到医院求助大夫。

特效食疗方

雪梨荸荠水

　　梨 30 克、荸荠 30 克、桑叶 10 克煮水，每天让孩子早晚各饮用 1 次，有滋阴、清热、镇咳的效果。

久咳不止

扫一扫，看视频

家长们往往最怕孩子感冒之后引起咳嗽，有时甚至一咳就是半个月，特别闹心。其实，孩子咳嗽经久不愈，多数是肺功能不强、久咳伤肾、肾气不固，需要强健肺气、培补肾气。

推拿治疗方法	补肺经 300 次 ➡	补肾经 300 次 ➡	揉膻中 100 次 ➡	揉肺俞 100 次

特效推拿方

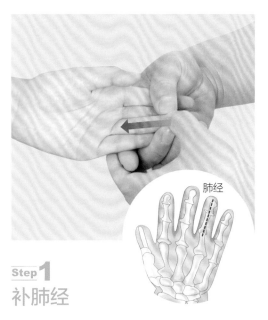

肺经

Step 1
补肺经

[原理] 化痰止咳。

[取穴] 无名指掌面指尖到指根成一直线。

[操作] 用拇指指腹从孩子无名指指尖向指根方向直推肺经 300 次。

[频率] 每分钟推 100 次左右，在 3 分钟内推完。

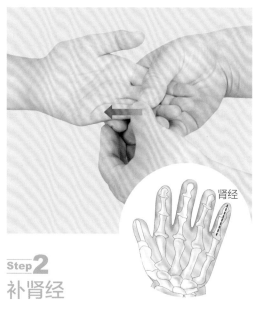

肾经

Step 2
补肾经

[原理] 补肾气，止咳嗽。

[取穴] 小指掌面指尖到指根成一直线。

[操作] 用拇指指腹从孩子小指尖向指根方向直推肾经 300 次。

[频率] 每分钟推 100 次左右，在 3 分钟内推完。

Tips ▶ 注意双足保暖。寒从脚底起，孩子的脚受了凉，容易引发感冒、咳嗽。所以，最好坚持每天晚上睡觉前用 40℃左右的温水给孩子洗脚并泡 3~5 分钟。

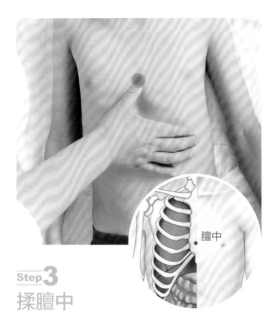

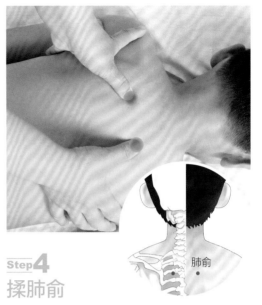

Step3
揉膻中

[原理] 理气止咳化痰。

[取穴] 两乳头连线的中点。

[操作] 用拇指指端揉膻中穴100次。

[频率] 1分钟内完成。

Step4
揉肺俞

[原理] 强健肺气，止咳嗽。

[取穴] 背部，第3胸椎棘突下，旁开1.5寸。

[操作] 用两手拇指指端按揉双侧肺俞穴100次。

[频率] 1分钟内完成。

上述 4 个穴位需要联合起来推拿，建议每天早晚各推拿 1 遍，手法要轻柔，连续推 3~5 天就能见效。如果在推拿 5 天后，孩子的咳嗽没有好转，就需要到医院就医。

久咳初愈的孩子，怎样推拿保养

经过 3~5 天的推拿，孩子久咳刚刚好，这时候孩子的身体还比较弱，还需要巩固恢复，所以家长仍要做好护理工作，让孩子的体质逐渐增强。这时候只需要推拿两个穴位：补肺经、补肾经。每个穴位推 100 次，每天早晚各推 1 遍，连续推 3 天。

特效食疗方

山药粥：调理小儿久咳

山药 100 克去皮，切成小块放入食物料理机内，再加半碗水，将山药加工成稀糊状；然后倒入锅中，煮熟即可。空腹时食用，可以分 2~3 次喂给孩子。

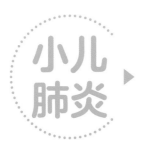

小儿肺炎

肺炎是小儿常见病，3岁以内的婴幼儿在冬春季患肺炎较多，可由病毒或细菌引起。无论哪种病原体引起的肺炎，孩子都有不同程度的发热、咳嗽、呼吸急促、呼吸困难等。推拿调理应以宣肺化痰、止咳平喘为主。

推拿治疗方法	揉膻中 100次 ▸	揉肺俞 100次 ▸	揉定喘 200次 ▸	清天河水 100次

特效推拿方

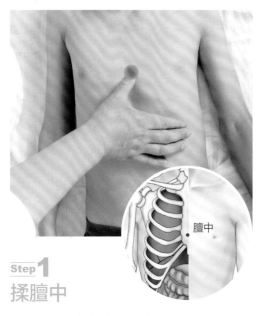

Step 1
揉膻中

膻中

[原理] 化痰止咳，平喘。

[取穴] 两乳头连线的中点。

[操作] 用拇指指端按揉膻中穴100次。

[频率] 1分钟内完成。

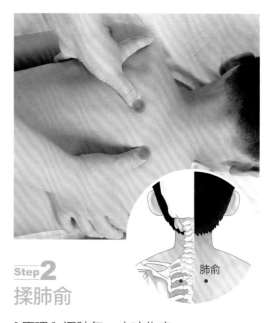

Step 2
揉肺俞

肺俞

[原理] 调肺气，止咳化痰。

[取穴] 背部，第3胸椎棘突下，旁开1.5寸。

[操作] 用两手拇指指端按揉双侧肺俞穴100次。

[频率] 1分钟内完成。

Tips ▸ 每天早晚，用棉签蘸温水清洁孩子的鼻腔，用温水洗净脸、手及臀部，有助于预防小儿肺炎。

孙德仁小儿推拿大图册：肺肾同治，少感冒长得高

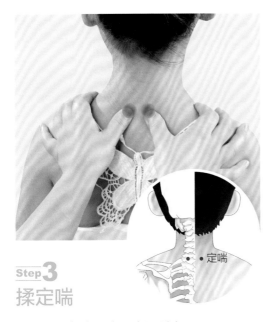

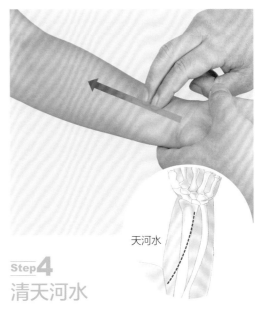

天河水

Step 3
揉定喘

[原理] 止咳平喘，宣通肺气。

[取穴] 在第 7 颈椎棘突下旁开 0.5 寸。

[操作] 用两手拇指指腹按揉双侧定喘穴 200 次。

[频率] 每分钟按揉 100 次，2 分钟内完成。

Step 4
清天河水

[原理] 调理小儿肺炎引起的发热。

[取穴] 前臂掌侧正中，总筋至曲泽（腕横纹至肘横纹）成一直线。

[操作] 用食、中二指指腹自腕向肘直推天河水 100 次。

[频率] 1 分钟内完成。

上述四个穴位需要联合起来推拿，建议每天早晚各推拿 1 遍，手法要轻柔，连续推 3~5 天就能见效。如果在推拿 5 天后，症状没有好转，就需要到医院就医。

多给孩子喝水能够预防肺炎吗？

给孩子适当饮水，可以使呼吸道黏膜保持湿润，促进新陈代谢，在一定程度上预防呼吸道感染。如 1 岁的孩子，体重约 10 千克，每天吃奶、喝粥、饮水等总量在 800~1000 毫升（大约 5 茶杯），就可满足孩子一天对水的需求。

特效食疗方

橄榄萝卜粥：
清热降火，调理小儿肺炎

橄榄 30 克洗净，去核；白萝卜 100 克洗净，切片；糯米 50 克洗净。将橄榄、萝卜片、糯米一起放入锅中，加水熬成粥。每天早晚饮用 1 小碗，对孩子肺炎发热、咳嗽、痰黄黏稠有很好的作用。

风寒型肺炎

孩子发热、怕冷、咳嗽、痰稀白。推拿调理以解表散寒、宣肺平喘为主。

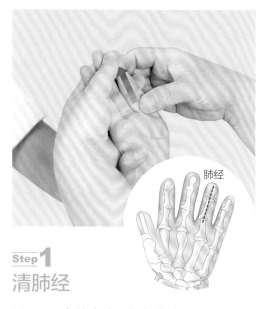

Step 1
清肺经

[原理] 宣肺止咳，顺气化痰。

[取穴] 无名指掌面指尖到指根成一直线。

[操作] 用拇指指腹从孩子无名指指根向指尖方向直推 100 次。

[频率] 1 分钟内完成。

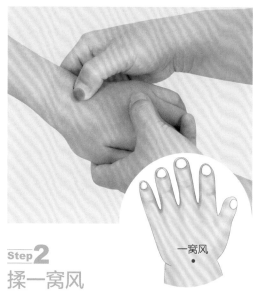

Step 2
揉一窝风

[原理] 发散风寒，调理肺炎。

[取穴] 手背腕横纹正中凹陷处。

[操作] 用拇指指端按揉一窝风 100 次。

[频率] 1 分钟内完成。

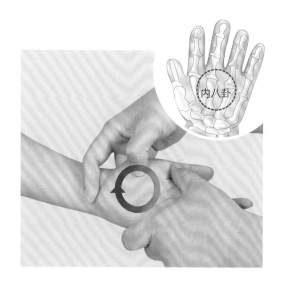

Step 3
顺运内八卦

[原理] 健脾，祛痰。

[取穴] 手掌面，以掌心为圆心，以圆心至中指指根横纹内 2/3 和外 1/3 交界点为半径画一圆，内八卦即在此圆上。

[操作] 用拇指指端沿出虎口方向运内八卦 50 次。

[频率] 1 分钟内完成。

风热型肺炎

孩子发热不怕冷、咳嗽气急、口渴、痰黄稠。推拿调理以疏散风热、宣肺平喘为主。

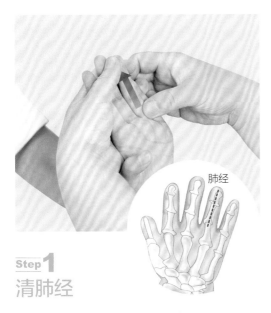

肺经

Step 1
清肺经

[原理] 宣肺止咳，顺气化痰。

[取穴] 无名指掌面指尖到指根成一直线。

[操作] 用拇指指腹从孩子无名指指根向指尖方向直推 100 次。

[频率] 1 分钟内完成。

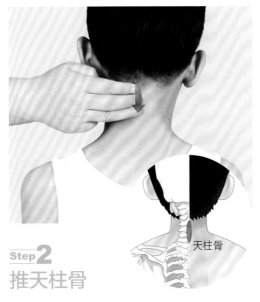

天柱骨

Step 2
推天柱骨

[原理] 祛风清热，平喘。

[取穴] 颈后发际正中至大椎成一直线。

[操作] 用食、中、无名指三指并拢，自上向下直推天柱骨 20 次。

[频率] 1 分钟内完成。

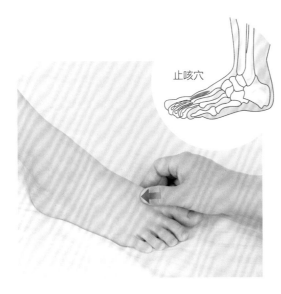

止咳穴

Step 3
推揉止咳穴

[原理] 调理肺热引起的咳嗽。

[取穴] 位于足背，足大趾跖骨外侧，行间穴与太冲穴成一带状区。

[操作] 用拇指指端推揉止咳穴 100 次。

[频率] 1 分钟内完成。

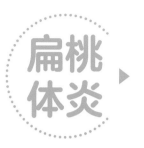

扁桃体炎 ▶

扁桃体炎是咽部扁桃体发生急性或慢性炎症的一种病症，为幼儿期常见病。小儿得了扁桃体炎常表现为咽痛、发热、怕冷、全身不适、扁桃体充血肿大等。推拿调理宜滋阴清热利咽、活血散结消肿。

| 推拿治疗方法 | 清肺经 100 次 ➡ | 揉板门 100 次 ➡ | 清天河水 100 次 ➡ | 推三关 100 次 |

特效推拿方

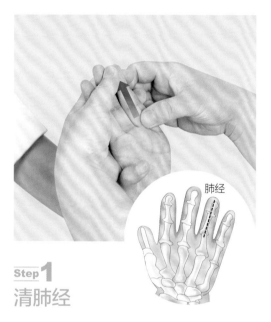

Step1
清肺经

[原理] 滋阴清肺，调理扁桃体炎引起的发热。

[取穴] 无名指掌面指尖到指根成一直线。

[操作] 用拇指指腹从孩子无名指指根向指尖方向直推 100 次。

[频率] 1 分钟内完成。

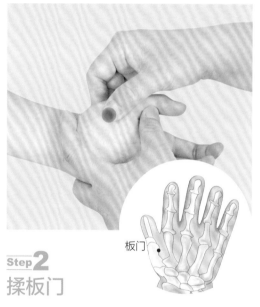

Step2
揉板门

[原理] 促进脾胃运化，防止脾胃生热、上循咽喉引起的扁桃体炎。

[取穴] 手掌大鱼际中间最高点。

[操作] 用拇指端揉板门 100 次。

[频率] 1 分钟内完成。

Tips ▶ 急慢性咽喉炎、扁桃体炎，都可以每天用淡盐水漱口。淡盐水能杀菌，有消炎退肿的功效，有助于防治儿童扁桃体炎，简单易行。

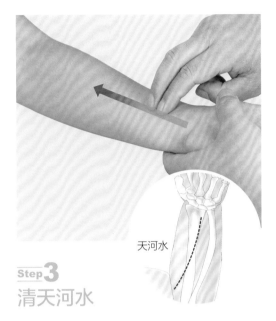

天河水

Step3
清天河水

[原理] 泻火清热，防治扁桃体发炎。

[取穴] 前臂掌侧正中，总筋至曲泽（腕横纹至肘横纹）成一直线。

[操作] 用食、中二指指腹自腕向肘直推天河水100次。

[频率] 1分钟内完成。

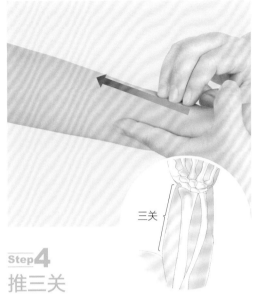

三关

Step4
推三关

[原理] 温阳散寒，发汗退热。

[取穴] 前臂桡侧，腕横纹至肘横纹成一直线。

[操作] 用食、中、无名指三指指腹自孩子腕部推向肘部100次。

[频率] 1分钟内完成。

上述四个穴位需要联合起来推拿，建议每天早晚各推拿1遍，手法要轻柔，连续推3~5天就能见效。如果在推拿5天后，症状没有好转，就需要到医院就医。

孩子扁桃体发炎，有哪些小信号？

家长要学会观察孩子的咳嗽和大便。因为肺阴虚，不滋润，影响宣发功能，就会干咳；而肺与大肠相表里，肺阴不足也会累及大肠，造成大肠蠕动减慢，出现大便干燥、便秘。这些往往是扁桃体发炎的早期信号。

特效食疗方

油菜豆腐汤：
清热去火，调理扁桃体炎

油菜50克洗净，豆腐100克切块并在盐水中浸泡5分钟，盐水留用。油菜用沸水焯过后放入浸泡过豆腐的盐水中浸泡5分钟，沥干。锅内加水，烧开后加入豆腐块，大火煮15分钟，加入油菜，煮3分钟左右即可。

恶寒头痛伴咽痛

孩子发热怕冷、咽痛难咽、鼻塞、身体疲倦、头身疼痛、咳嗽有痰，多是因风热外侵引起的扁桃体炎造成的。推拿调理以清热、解毒为主。

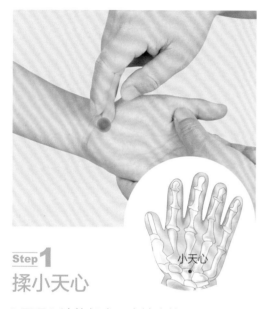

Step 1
揉小天心

[原理] 清热解表，安神定惊。

[取穴] 手掌大小鱼际交界凹陷处。

[操作] 用中指指端揉小天心 100 次。

[频率] 1 分钟内完成。

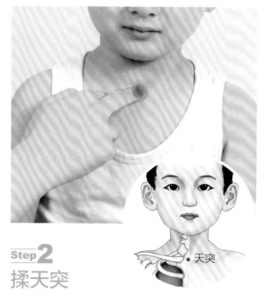

Step 2
揉天突

[原理] 利咽宣肺，消肿止痛。

[取穴] 胸骨上窝正中。

[操作] 用中指指端按揉天突穴 48 次。

[频率] 1 分钟内完成。

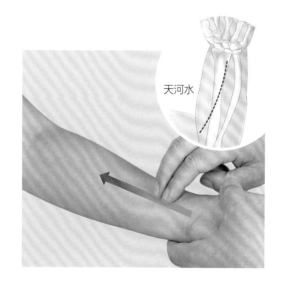

Step 3
清天河水

[原理] 清肺胃之火，缓解咽部不适。

[取穴] 前臂掌侧正中，总筋至曲泽（腕横纹至肘横纹）成一直线。

[操作] 用食、中二指指腹自腕向肘直推天河水 60 次。

[频率] 1 分钟内完成。

肺胃有热

孩子一般会高热、口渴、嗓子疼、痰黄稠、口臭、小便黄、舌红苔黄。出现这些症状多是因孩子肺胃有热引起的。推拿调理以滋阴清火为主。

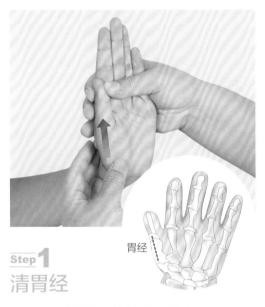

胃经

Step 1
清胃经

[原理] 清胃火，清除咽喉肿痛。

[取穴] 拇指第一掌骨桡侧缘。

[操作] 用拇指指腹从孩子大鱼际外侧缘掌根处向拇指根直推 100 次。

[频率] 1 分钟内完成。

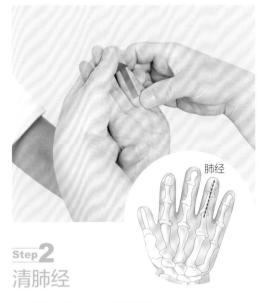

肺经

Step 2
清肺经

[原理] 清肺热，滋阴降火。

[取穴] 无名指掌面指尖到指根成一直线。

[操作] 用拇指指腹从孩子无名指指根向指尖方向直推 100 次。

[频率] 1 分钟内完成。

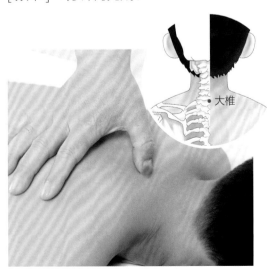

大椎

Step 3
揉大椎

[原理] 清热解表。

[取穴] 后背正中线上，第 7 颈椎棘突与第 1 胸椎棘突之间。

[操作] 用拇指指腹揉大椎穴 100 次。

[频率] 1 分钟完成。

过敏性鼻炎

过敏性鼻炎又称变应性鼻炎，是孩子对某些物质的过敏反应在鼻部的表现。引发过敏性鼻炎的原因除了有食物类过敏原，如鱼、虾、牛奶等外；还有尘螨、冷空气、花粉等。临床表现为鼻痒，常接连打喷嚏几个至十几个，突然鼻塞，溢清水样涕。推拿调理宜强健脾肺。

推拿治疗方法	补脾经 300 次	⇒	补肺经 300 次	⇒	揉迎香 30 次	⇒	拿肩井 12 次

特效推拿方

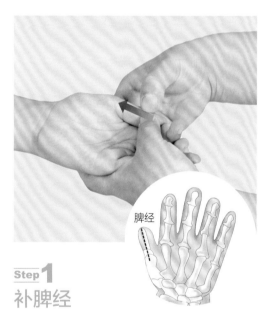

脾经

Step 1
补脾经

[原理] 健脾胃，强体质。

[取穴] 拇指桡侧缘指尖到指根成一直线。

[操作] 用拇指指腹从孩子拇指尖向指根方向直推 300 次。

[频率] 每分钟推 100 次，3 分钟内完成。

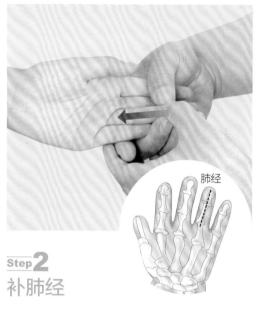

肺经

Step 2
补肺经

[原理] 补肺强身，抗过敏。

[取穴] 无名指掌面指尖到指根成一直线。

[操作] 用拇指指腹从孩子无名指指尖向指根方向直推 300 次。

[频率] 每分钟推 100 次，3 分钟内完成。

孙德仁小儿推拿大图册：肺肾同治，少感冒长得高

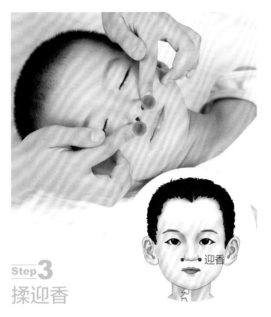

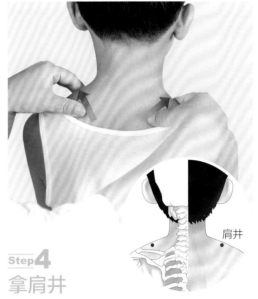

Step 3
揉迎香

迎香

[原理] 宣通鼻窍，消除鼻塞。

[取穴] 鼻翼外缘，鼻唇沟凹陷处。

[操作] 用两手食指指端分别按揉两侧迎香穴，揉 30 次。

[频率] 1 分钟内完成。

Step 4
拿肩井

肩井

[原理] 疏通气血，增强体质，抗过敏。

[取穴] 在大椎与肩峰连线的中点，肩部筋肉处。

[操作] 用两手拇指与食、中二指相对用力提拿肩井穴 12 次。

[频率] 1 分钟内完成。

上述四个穴位需要联合起来推拿，作为调理过敏性鼻炎的辅助治疗手段，建议每天早晚各推拿 1 遍，手法要轻柔，连续推 3~5 天就能见效。

有鼻炎病史的孩子，如何预防鼻炎发生？

有鼻炎病史的孩子通常一感冒就犯鼻炎，所以要防鼻炎，预防感冒是关键。还要避免吸入刺激性气体、烟雾、粉尘等。饮食要清淡、易消化，少吃辛辣厚味的食物。

特效食疗方

桑菊杏仁粥：宣肺通鼻窍

桑叶 8 克、菊花 6 克加水适量煎煮，去渣取汁；加甜杏仁 8 克，大米 50 克煮粥。可早晚食用。

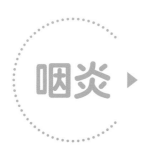

咽炎 ▶

咽炎是指孩子有咽部红肿疼痛、干咳、发热或不热的症状，严重者可见咽部扁桃体肿大、化脓，影响吞咽和呼吸。本病可由感冒引起急性发作，另外也可因平时喜欢吃煎炸烧烤食品及辛辣食品而引起慢性发作。调治孩子咽炎，应以清火消炎为原则。

推拿治疗方法	按揉天突 48 次 ▶	清肺经 100 次 ▶	清天河水 60 次 ▶	拿肩井 20 次

特效推拿方

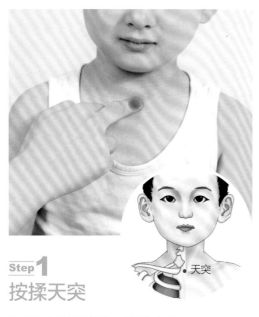

Step 1
按揉天突

[原理] 利咽宣肺，定喘止咳。

[取穴] 胸骨上窝正中。

[操作] 用中指指端按揉天突穴 48 次。

[频率] 1 分钟内完成。

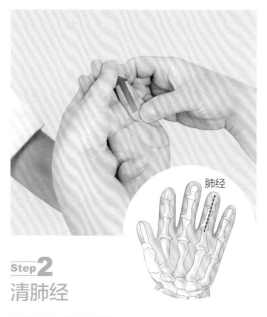

肺经

Step 2
清肺经

[原理] 清肺利咽。

[取穴] 无名指掌面指尖到指根成一直线。

[操作] 用拇指指腹从孩子无名指指根向指尖方向直推 100 次。

[频率] 1 分钟内完成。

Tips ▶ 苋菜、柠檬、杨桃、海带、白萝卜、梨、甘蔗等食物具有清热退火、滋养肺脏的作用，可以缓解孩子咽炎症状。

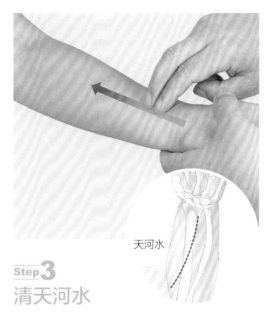
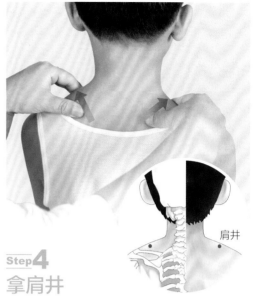

天河水

肩井

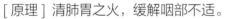

Step3
清天河水

[原理] 清肺胃之火，缓解咽部不适。

[取穴] 前臂掌侧正中，总筋至曲泽（腕横纹至肘横纹）成一直线。

[操作] 用食、中二指指腹自腕向肘直推天河水 60 次。

[频率] 1 分钟内完成。

Step4
拿肩井

[原理] 清热利咽消肿。

[取穴] 在大椎与肩峰连线的中点，肩部筋肉处。

[操作] 用两手拇指与食、中二指相对用力提拿肩井穴 20 次。

[频率] 1 分钟内完成。

上述四个穴位需要联合起来推拿，建议每天早晚各推拿 1 遍，手法要轻柔，连续推 3~5 天就能见效。如果在推拿 5 天后，症状没有好转，就需要到医院就医。

咽喉炎如何早期发现？

如果家长发现孩子最近总是哭闹，哭声嘶哑甚至失音，口水比以前多，张开小嘴一看，发现咽部充血红肿，就可能患上咽喉炎了。

特效食疗方

西瓜汁：
滋阴润肺，清咽利喉

将西瓜 200 克洗净，去皮去子，切成小块；将切好的西瓜块放到榨汁机打成汁。每天中午饮用 1 小杯。

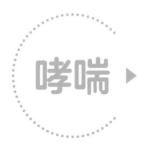

哮喘 ▶

中医认为，哮喘是由内因、外因相结合而发病。内因主要为肺、肾两脏不足，津液代谢障碍，导致痰饮留伏于体内所致；外因多为气候骤变、寒温失调、接触异物、饮食不当等因素所诱发。推拿的主要目的是宣肺、补肾。

推拿治疗方法	按揉天突 48 次 ▸	按揉定喘 200 次 ▸	补肾经 300 次 ▸	推肺俞 100 次

特效推拿方

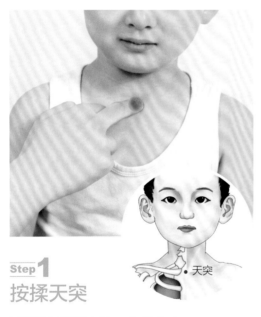

Step 1
按揉天突

[原理] 利咽宣肺，定喘止咳。

[取穴] 胸骨上窝正中。

[操作] 用中指指端按揉天突穴 48 次。

[频率] 1 分钟内完成。

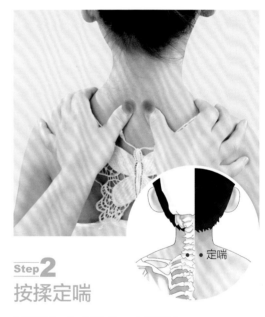

Step 2
按揉定喘

[原理] 止咳平喘，宣通肺气。

[取穴] 在第 7 颈椎棘突下旁开 0.5 寸。

[操作] 用两手拇指指腹按揉双侧定喘穴 200 次。

[频率] 2 分钟内完成。

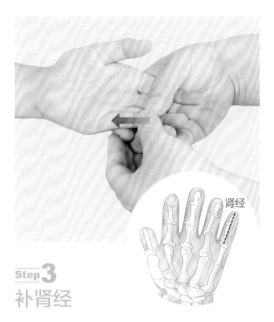

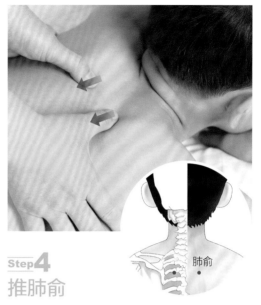

Step3
补肾经

[原理] 补肾平喘。

[取穴] 小指掌面指尖到指根成一直线。

[操作] 用拇指指腹从孩子小指尖向指根方向直推肾经 300 次。

[频率] 每分钟推 100 次左右，在 3 分钟内推完。

Step4
推肺俞

[原理] 调肺气，止咳化痰，缓解哮喘。

[取穴] 背部，第 3 胸椎棘突下，旁开 1.5 寸。

[操作] 用两手拇指指腹分别自两侧肩胛骨内缘从上向下推动 100 次。

[频率] 1 分钟内完成。

上述四个穴位需要联合起来推拿，建议每天早晚各推拿 1 遍，手法要轻柔，连续推 5 天就能见效。如果在推拿 5 天后，症状没有好转，就需要到医院就医。

有哮喘的孩子，日常饮食要注意什么？

有哮喘的孩子，日常饮食应当清淡，不吃甜食和生冷、刺激性食物，忌海鲜如虾、蟹等发物，少吃致敏的水果如杏、杧果、榴梿等。哮喘发作时，饮食宜选择营养丰富、易消化的食物，饮食适量，可少食多餐。要供给充足的水分，促进痰液排出。

特效食疗方

枇杷蜜汁：
润肺、化痰、止咳

新鲜枇杷 10 个洗净，去皮去核，切小块，加适量凉白开，放入榨汁机中榨汁，加蜂蜜调匀。每日 3 次，每次 50～100 毫升。

寒喘

　　寒喘的宝宝一般喘急胸闷，手脚冰凉，伴有痰多白沫、鼻流清涕、面色淡白、舌淡红、苔白滑、小便色清。推拿调理以温肺散寒、化痰定喘为主。

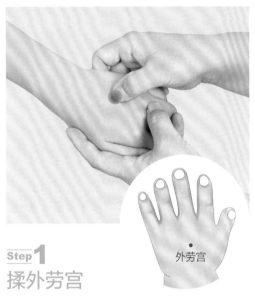

Step 1
揉外劳宫

[原理] 排出体内寒湿之气，化痰止咳平喘。

[取穴] 孩子手背第 3、4 掌骨间。

[操作] 用拇指指端按揉孩子外劳宫 50 次。

[频率] 1 分钟内完成。

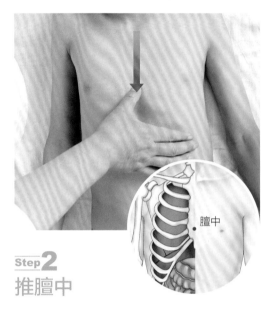

Step 2
推膻中

[原理] 宽胸理气，化痰止咳。

[取穴] 两乳头连线的中点。

[操作] 用拇指桡侧缘自天突向下直推至膻中 100 次。

[频率] 2 分钟内完成。

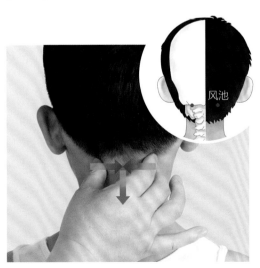

Step 3
拿风池

[原理] 宽胸理气，化痰平喘。

[取穴] 后发际（颈项上部）两侧凹陷处。

[操作] 用拇、食二指指腹相对用力拿捏孩子两侧风池穴 3~5 次。

[频率] 1 分钟内完成。

热喘

孩子热喘，除喉咙中有呜呜声，还伴有喘促气粗，甚至还会出现咳嗽痰黄而稠、面色发红、爱出汗、舌质红等症状。推拿调理以清肺化痰、止咳平喘为主。

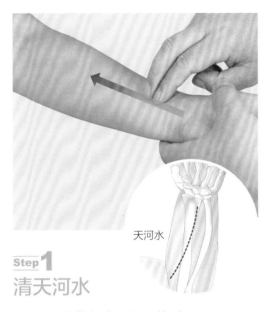

天河水

Step 1
清天河水

[原理] 清热解表，调理热喘。

[取穴] 前臂掌侧正中，总筋至曲泽（腕横纹至肘横纹）成一直线。

[操作] 用食、中二指指腹自腕向肘直推天河水 60 次。

[频率] 1 分钟内完成。

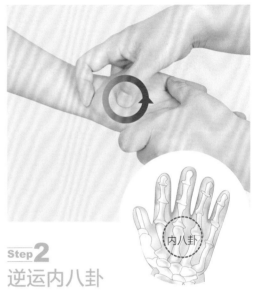

内八卦

Step 2
逆运内八卦

[原理] 宽胸理气、止咳化痰。

[取穴] 手掌面，以掌心为圆心，以圆心至中指根横纹内 2/3 和外 1/3 交界点为半径画一圆，内八卦即在此圆上。

[操作] 用拇指指腹沿入虎口方向运内八卦 50 次。

[频率] 1 分钟内完成。

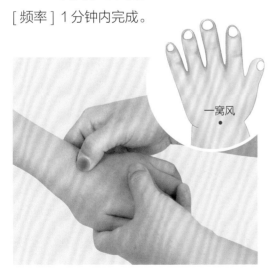

一窝风

Step 3
按揉一窝风

[原理] 宣通表里，行气止喘。

[取穴] 手背腕横纹正中凹陷处。

[操作] 用拇指指端按揉一窝风 100 次。

[频率] 1 分钟内完成。

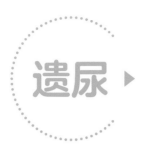

遗尿 ▶

遗尿指的是孩子 3 岁以后，睡眠中不自觉地排尿，俗称"尿床"。多发生在夜间，因为患儿睡眠较深，不容易觉醒，每夜或间歇性地发生尿床。轻者数夜 1 次，重者一夜数次。中医认为，此病与小儿肾气不足、肾阳虚有关。

推拿 治疗方法	补肾经 100 次	➡	揉丹田 100 次	➡	擦命门 20 次	➡	揉涌泉 100 次

特效推拿方

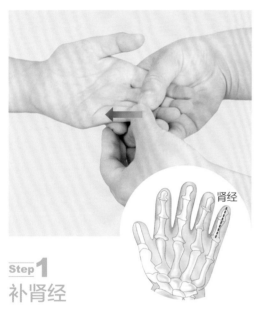

Step 1
补肾经

[原理] 温补肾阳，止遗尿。

[取穴] 小指掌面指尖到指根成一直线。

[操作] 用拇指指腹从孩子小指掌面由指尖向指根方向直推 100 次。

[频率] 1 分钟内完成。

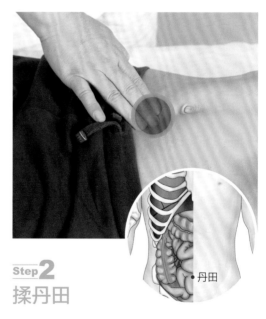

Step 2
揉丹田

[原理] 培肾固本，止遗尿。

[取穴] 小腹部（脐下 2~3 寸之间）。

[操作] 用食、中、无名指三指指腹揉丹田 100 次。

[频率] 每分钟揉 50 次，2 分钟内完成。

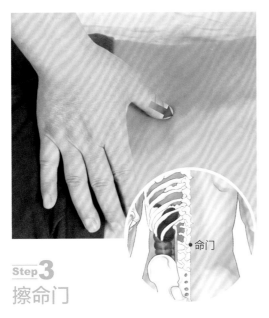

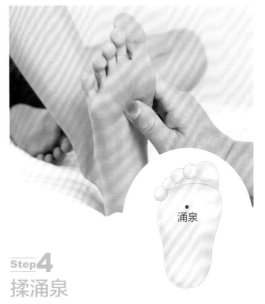

命门

涌泉

Step 3
擦命门

[原理] 补肾强腰，固涩小便。

[取穴] 腰部，第2腰椎棘突下凹陷中。

[操作] 用拇指指腹擦命门穴20次，力度适中，以摩擦部位温热为度。

[频率] 1分钟内完成。

Step 4
揉涌泉

[原理] 补肾，止遗尿。

[取穴] 足心，第二、三趾的趾缝纹头端与足跟连线的前1/3和后2/3交点处，屈趾时足心的凹陷处。

[操作] 用拇指指端按揉涌泉穴100次。

[频率] 1分钟内完成。

　　上述四个穴位需要联合起来推拿，建议每天早晚各推拿1遍，手法要轻柔。因为调理孩子遗尿是个长期过程，长期坚持方有好效果。

家长的心理安慰，对调理孩子遗尿有帮助吗？

　　家长要在精神上给予孩子鼓励，要让孩子树立遗尿一定能治好的信心，绝不能对孩子冷嘲热讽，造成孩子精神紧张，增加治疗难度。

特效食疗方

蜂蜜核桃：
补肾填精，止遗尿

　　将核桃肉100克清理干净，放入锅内干炒；待核桃肉微微发焦时，淋上10克蜂蜜，即可盛出。每日早晚食用20克，效果佳。

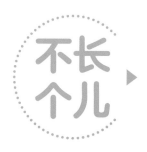

不长个儿 ▶

孩子增高长个儿，是每位父母的期望。要想充分发挥孩子身高增长的潜力，首先要保证均衡的饮食营养和充足的睡眠，以及让孩子科学地锻炼身体。在此基础上，配合一些有助于孩子长高的推拿手法，会有更好的效果。

扫一扫，看视频

推拿治疗方法	补肾经 300 次	按揉肾俞 48 次	捏脊 3~5 次	神阙静振法 15 分钟	按揉涌泉穴 100 次

特效推拿方

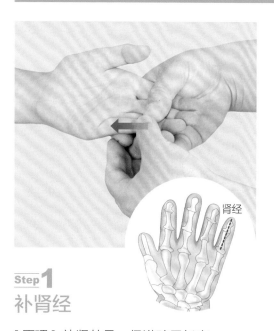

Step1
补肾经

[原理] 补肾壮骨，促进孩子长高。

[取穴] 小指掌面指尖到指根成一直线。

[操作] 用拇指指腹从孩子小指掌面由指尖向指根方向直推肾经 300 次。

[频率] 每分钟推 100 次左右，3 分钟内推完。

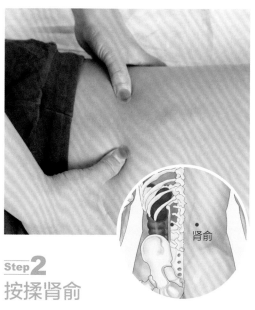

Step2
按揉肾俞

[原理] 补肾气，强筋壮骨。

[取穴] 位于腰部，第 2 腰椎棘突下，旁开 1.5 寸处。

[操作] 用两手拇指指腹按揉两侧肾俞穴 48 次。

[频率] 1 分钟内完成。

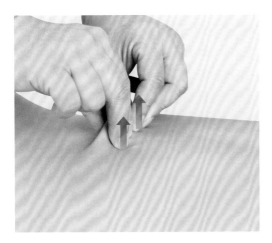

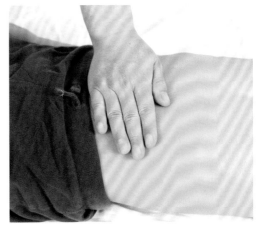

Step 3
捏脊

[原理] 调阴阳，理气血，和脏腑，促增高。

[取穴] 后背正中，整个脊柱，从大椎或后发际至尾椎成一直线。

[操作] 用两手拇指与食、中二指相对用力，由下而上捏孩子脊旁1.5寸处3~5次，每捏三次向上提一次。

[频率] 1~3分钟内完成。

Step 4
神阙静振法

[原理] 培补元气，促进孩子长个儿。

[取穴] 肚脐正中。

[操作] 将手烤热或搓热，手心（内劳宫）轻覆孩子神阙穴（肚脐）上，根据孩子呼吸节律，呼按吸提。

[频率] 操作15分钟。

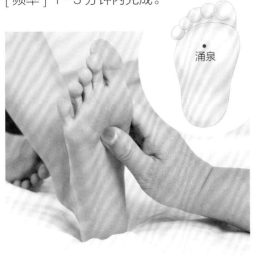

涌泉

Step 5
按揉涌泉穴

[原理] 补肾壮骨。

[取穴] 足心，第二、三趾的趾缝纹头端与足跟连线的前1/3和后2/3交点处，屈趾时足心的凹陷处。

[操作] 用拇指指端按揉涌泉穴100次。

[频率] 1分钟内完成。

上述5个穴位需要联合起来推拿，建议每天早晚各推拿1遍，手法要轻柔。因为促进孩子长个是个长期过程，长期坚持方有好效果。

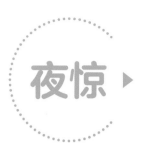

夜惊 ▶

有的孩子会在夜间熟睡时突然惊醒，伴有哭叫或哭闹不安。有时候，父母怎么都哄不住，这让很多父母费神。小孩因为心神怯弱，外界一有风吹草动就容易受到惊吓，肾又主恐，所以惊吓又容易伤肾，造成孩子晚上啼哭。调理小儿夜惊，关键是要护好孩子的心和肾。

推拿 治疗方法	补肾经 300 次	▶	捣小天心 20 次

特效推拿方

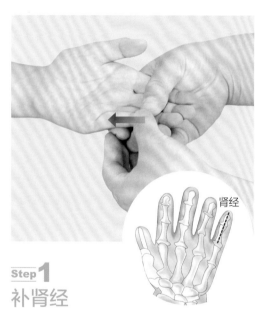

Step1
补肾经

[原理] 防止惊恐伤肾引起夜惊。

[取穴] 小指掌面指尖到指根成一直线。

[操作] 用拇指指腹从孩子小指掌面由指尖向指根方向直推肾经 300 次。

[频率] 每分钟推 100 次左右，3 分钟内推完。

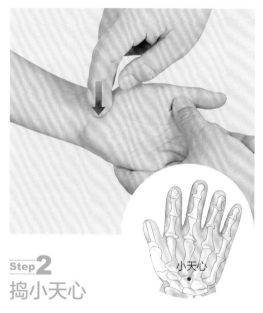

Step2
捣小天心

[原理] 清心火，安心神，止夜惊。

[取穴] 手掌大小鱼际交界凹陷处。

[操作] 用中指指端捣小天心 20 次。

[频率] 1 分钟内完成。

上述两个穴位需要联合起来推拿，建议每天早晚各推拿 1 遍，手法要轻柔，连续推 3~5 天就能见效。

孙德仁小儿推拿大图册：肺肾同治，少感冒长得高

小儿养肺肾
强身推拿

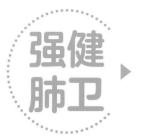

强健肺卫

中医认为，肺为五脏之华盖，主一身之气，司呼吸。如果孩子肺虚，身体防卫外邪的能力会下降，就容易引起气短乏力、容易出汗、食欲缺乏、容易感冒等问题。所以，保护好孩子的肺十分重要。

| 推拿治疗方法 | 补肺经300次 ➡ 补脾经300次 ➡ 补肾经300次 ➡ 拿风池3~5次 ➡ 揉肺俞50次 |

特效推拿方

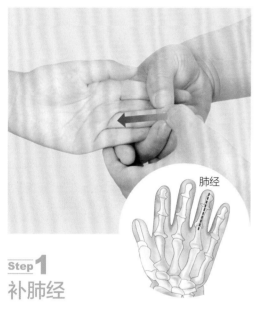

肺经

Step 1
补肺经

[原理] 补肺益气，强健身体。

[取穴] 无名指掌面指尖到指根成一直线。

[操作] 用拇指指腹从孩子无名指指尖向指根方向直推肺经300次。

[频率] 每分钟推100次左右，3分钟内完成。

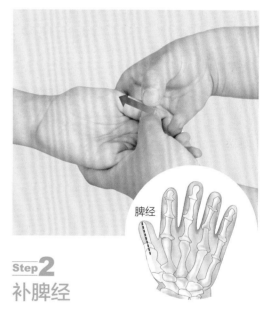

脾经

Step 2
补脾经

[原理] 强健脾胃，增强体质。

[取穴] 拇指桡侧缘指尖到指根成一直线。

[操作] 用拇指指腹从孩子拇指指尖向指根方向直推300次。

[频率] 每分钟推100次左右，3分钟内完成。

Tips ▶ 将茯苓、山药、芡实和薏米各30克，洗净后，加适量水煎煮半小时；再加入几块小排骨一起煎煮至将熟，然后加入适量盐调味即可。可补肺健脾益肾。

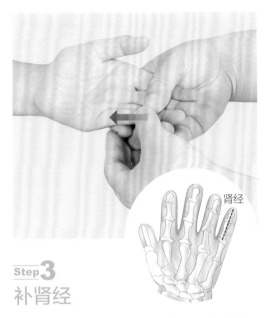

Step3
补肾经

[原理] 补肾健体，增强肺气的卫外功能。

[取穴] 小指掌面指尖到指根成一直线。

[操作] 用拇指指腹从孩子小指掌面由指尖向指根方向直推 300 次。

[频率] 每分钟推 100 次左右，3 分钟内完成。

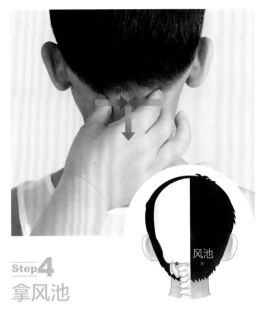

Step4
拿风池

[原理] 祛风散寒，抵御外邪侵入身体。

[取穴] 乳突后方，项后枕骨下大筋外侧凹陷中。

[操作] 用拇、食二指指腹相对用力拿捏孩子两侧风池穴 3~5 次。

[频率] 1 分钟内完成。

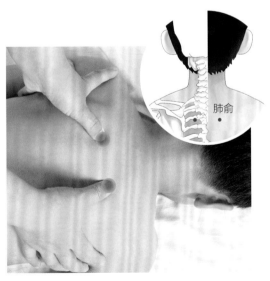

Step5
揉肺俞

[原理] 补肺益气，止咳化痰。

[取穴] 背部，第 3 胸椎棘突下，旁开1.5 寸。

[操作] 用两手拇指指端按揉双侧肺俞穴50 次。

[频率] 1 分钟内完成。

上述五个穴位需要联合起来推拿，建议每天推拿 1 遍，手法要轻柔，长期坚持可强健肺的功能。

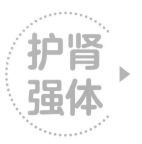

护肾强体 ▶

使孩子保持良好的体质，除了靠生活中补充必需的营养，还可以经常给孩子做做推拿。在穴位上按按捏捏，就能增强孩子的身体素质，让孩子身强体壮。推拿调理以补肺、健脾、强肾为主。

扫一扫，看视频

| 推拿治疗方法 | 补脾经 300 次 ➡ | 补肾经 300 次 ➡ | 揉肺俞 100 次 ➡ | 捏脊 3~5 次 ➡ | 按揉足三里 48 次 |

特效推拿方

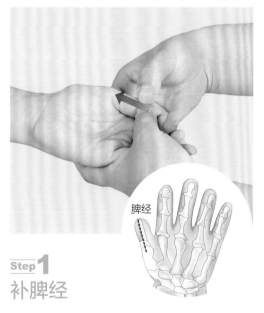

脾经

Step1
补脾经

[原理] 健脾和胃，增强体质。

[取穴] 拇指桡侧缘指尖到指根成一直线。

[操作] 用拇指指腹从孩子拇指尖向指根方向直推脾经 300 次。

[频率] 每分钟推 100 次左右，3 分钟内完成。

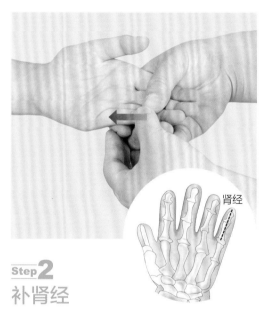

肾经

Step2
补肾经

[原理] 补肾益脑，强健身体。

[取穴] 小指掌面指尖到指根成一直线。

[操作] 用拇指指腹从孩子小指掌面由指尖向指根方向直推肾经 300 次。

[频率] 每分钟推 100 次左右，3 分钟内推完。

Tips ▶ 家长经常带着宝宝到户外接受一些自然光照，可以保证孩子的免疫系统正常工作。但要避免在室外暴晒，以免晒伤皮肤。

孙德仁小儿推拿大图册：肺肾同治，少感冒长得高

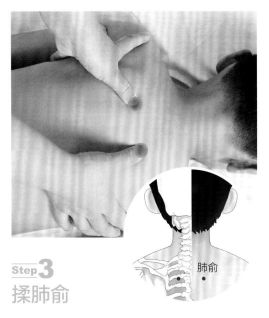

Step3
揉肺俞

[原理] 补肺益气，增强体质。

[取穴] 背部，第3胸椎棘突下，旁开1.5寸。

[操作] 用两手拇指指端按揉双侧肺俞穴100次。

[频率] 1分钟内完成。

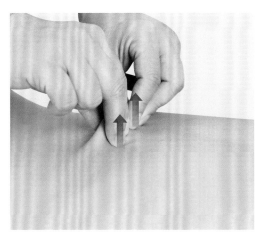

Step4
捏脊

[原理] 调阴阳、理气血、和脏腑、通经络、强身体。

[取穴] 后背正中，整个脊柱，从大椎或后发际至尾椎成一直线。

[操作] 用两手拇指与食、中二指相对用力，由下而上捏孩子脊旁1.5寸处3~5次，每捏三次向上提一次。

[频率] 1~3分钟内完成。

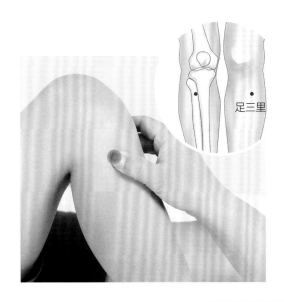

Step5
按揉足三里

[原理] 健脾胃，补气血，强体质。

[取穴] 外膝眼下3寸，胫骨旁开1寸处。

[操作] 用拇指指腹按揉足三里穴48次。

[频率] 1分钟内完成。

上述五个穴位需要联合起来推拿，建议每天推拿1遍，手法要轻柔，长期坚持可养护孩子的肾。

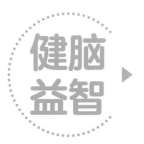
健脑
益智 ▶

促进孩子的智力开发，让孩子头脑聪明，是每位父母的期盼。通过揉按穴位，就能起到改善脑部血液循环、增强记忆力的独特效果。

推拿治疗方法	揉百会 10 次 ⟹	补肾经 300 次

特效推拿方

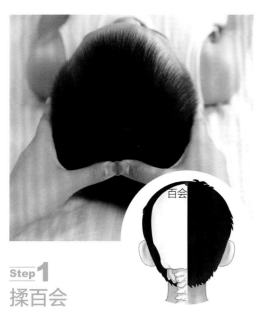

百会

Step 1
揉百会

[原理] 健脑益智。

[取穴] 头顶正中心，两耳尖连线的中点。

[操作] 用两手拇指指腹轻揉百会 10 次。

[频率] 1 分钟内完成。

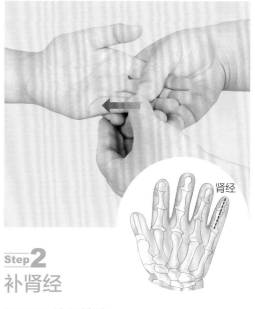

肾经

Step 2
补肾经

[原理] 补肾健脑。

[取穴] 小指掌面指尖到指根成一直线。

[操作] 用拇指指腹从孩子小指掌面由指尖向指根方向直推肾经 300 次。

[频率] 每分钟推 100 次左右，3 分钟内推完。

上述两个穴位需要联合起来推拿，建议每天推拿 1 遍，手法要轻柔，长期坚持可使孩子的头脑更聪明。

孙德仁小儿推拿大图册：肺肾同治，少感冒长得高